Jan Mehrholz
Georg Supp

Wissenschaft transparent

Klinische Studien verstehen

Herausgegeben vom McKenzie Institut D | CH | A

McKenzie Institut
Deutschland | Schweiz | Österreich

www.mckenzie.de

McKenzie Institut D | CH | A
St. Magnusstr. 2
87672 Rosshaupten
www.mckenzie.de

Printed in Germany
Gestaltung & Satz: Rebekka Trefzer
Fotos: Georg Supp, S. 23 Martin Melbye, S. 25 Zeitschr. Manuelle Therapie 2007, S. 36, 39 Saner-Bissig 2007, Coverfoto: ohneski/photocase.com
Konzept und Herstellungsleitung: Georg Supp
ISBN 978-3-00-030499-6

Die Autoren

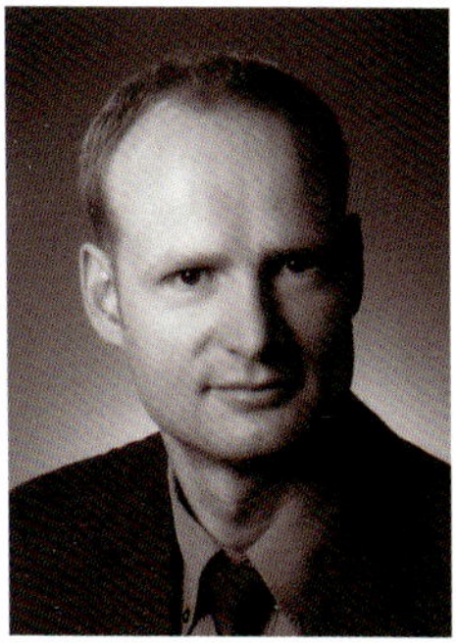

Prof. Dr. Jan Mehrholz

Jan Mehrholz ist Physiotherapeut, erlangte einen BSc und einen Magister in Gesundheitswissenschaften / Public Health, promovierte 2007 und ist seit 2008 Professor für Therapiewissenschaften an der SRH Fachhochschule Gera. Er habilitierte kürzlich im Fach Public Health an der Medizinischen Fakultät der TU Dresden und leitet seit 2008 das Wissenschaftliche Institut der Privaten Europäischen Medizinischen Akademie für Rehabilitation der Klinik Bavaria in Kreischa GmbH. Er ist außerdem seit 2009 Herausgeber der Cochrane Stroke Review Group.

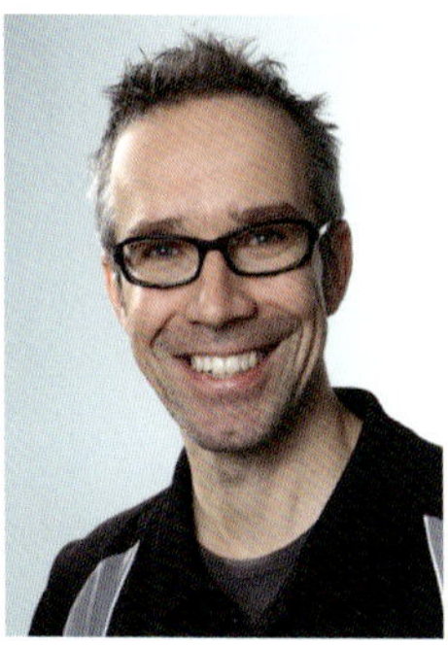

Georg Supp

Georg Supp ist seit 1992 Physiotherapeut. Er absolvierte 1999 das Diploma in Mechanical Diagnosis and Therapy (MDT) und ist Senior Instructor des McKenzie Instituts International. Zusammen mit Wolfgang Schoch leitet er das Physiotherapie und Lauftherapie Zentrum PULZ in Freiburg. Schwerpunkte seiner intensiven klinischen Arbeit sind chronische Rücken- und Nackenpatienten sowie Sportverletzungen an den Extremitäten.

Wissenschaft transparent

Klinische Studien verstehen

Über diese Broschüre:
Kostenträger, Mediziner und Patienten selbst hinterfragen zunehmend den wissenschaftlichen Hintergrund von medizinischen Untersuchungs- und Therapieverfahren. Konzepte ringen um ihre Daseinsberechtigung und gelangen mitunter doch nur bis zur Erkenntnis des US-Astronomen Carl Sagan (1934 – 1996):
*The absence of evidence is not the evidence of absence**.
Immer mehr klinisch Tätige entdecken zum Glück, welche Möglichkeiten sich durch das konsequente Auseinandersetzen mit der aktuellen Studienlage für sie und ihre Patienten auftun. Dieses Büchlein kommt als Schweinsgalopp durch die Studienterminologie daher. Und das im besten Sinne des Wortes.
Verfasst von einem Wissenschaftler und aufbereitet von einem Kliniker ist es letztendlich dazu gedacht, interessierte Therapeuten** direkt und schnörkellos bei der Lektüre von wissenschaftlichen Artikeln zu unterstützen.
„Wissenschaft transparent" erklärt Begriffe, die den Lesern von Studien am häufigsten begegnen und kommt dabei schnell auf den Punkt. Hinweise auf weiterführende Literatur und Webadressen können helfen, sich tiefer einzulesen.
Der französische Mathematiker und Philosoph Blaise Pascal (1623 – 1662) wird mit den Worten zitiert: *Ich hatte keine Zeit, einen kurzen Brief zu schreiben. So schrieb ich stattdessen eine langen.*
Die Autoren haben sich Zeit genommen und es kurz gemacht.
Dafür danken wir ihnen.

Herzlichst
Das Team des McKenzie Instituts D | CH | A

* frei übersetzt aus dem Englischen:
Das Nichtvorhandensein eines Beweises beweist nicht das Nichtvorhandensein

** Aus Gründen der besseren Lesbarkeit wird in der gesamten Broschüre nur die männliche Form verwendet. Dies bezieht die weibliche Form stets mit ein.

Inhaltsverzeichnis

Maße und Kenngrößen

Lage- und Streuungsmaße

Hilfreiches

Literatur

Grundbegriffe für Testverfahren

1. Reliabilität

Reliabilität bedeutet **Zuverlässigkeit** und ist ein wichtiges Gütekriterium von Mess- und Testverfahren.

Man unterscheidet:

a) **Interrater-Reliabilität** ist die Übereinstimmung der Messergebnisse von zwei oder mehreren Untersuchern. Wenn mehrere Untersucher zum gleichen Ergebnis kommen ist die Reliabilität hoch.

Beispiel: Therapeut A und Therapeut B beurteilen bei einem Patienten mit dem gleichen Test das Bewegungsausmaß im Kniegelenk und finden beide ein Streckdefizit von 30 Grad.

b) **Test-Retest-** oder **Intrarrater-Reliabilität** ist die Übereinstimmung der Messergebnisse eines Untersuchers bei zwei oder mehreren Messungen. Wenn Messungen eines Untersuchers zu verschiedenen Zeitpunkten das gleiche Ergebnis zeigen, ist die Test-Retest-Reliabilität hoch.

Beispiel: Therapeut A findet im Abstand von einem Tag bei dem oben beschriebenen Knie-Patienten mit dem gleichen Test das exakt gleiche Bewegungsausmaß – also 30 Grad Streckdefizit.

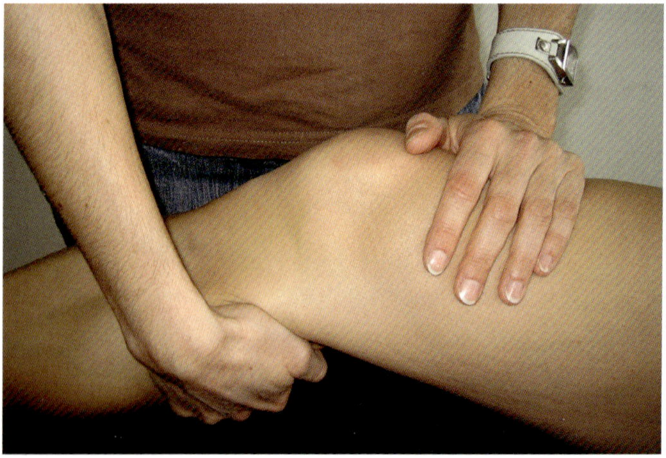

Bestimmungen des Bewegungsausmaßes sollten reliabel sein

Wie misst man Reliabilität?

Es existieren mehrere statistische Maßzahlen wie zum Beispiel Pearsons Korrelationskoeffizient „r" oder Spearmans „ρ" (rho) oder Intraklassenkoeffizienten (ICC). Für alle diese Maßzahlen gilt: je näher an der 1,0 umso höher die Reliabilität. Eine 0 bedeutet keinerlei Reliabilität und 1,0 bedeutet perfekte Reliabilität des Tests.

→ siehe auch **Kappa-Koeffizient S. 25**

2. Validität (construct, face, content)

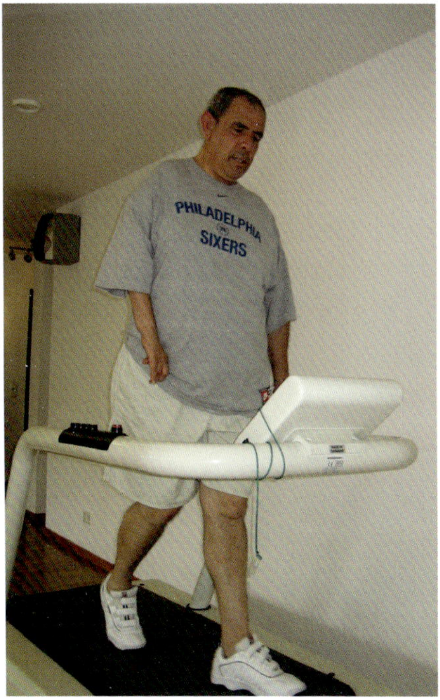

Besteht ein Zusammenhang zwischen Gehgeschwindigkeit und Schrittlänge? Konkurrenzvalidität hilft, das zu bestimmen.

Validität beschreibt die Gültigkeit und ist ein weiteres wichtiges Gütekriterium von Mess- und Testverfahren. Es existiert nicht die *eine* Validität.

a) **Kriteriumsvalidität** (criterion validity)

Hierbei gibt es die **Konkurrenzvalidität** (concurrent validity). Sie gibt Auskunft über den Grad des Zusammenhangs der Messergebnisse mit anderen ähnlichen Messinstrumenten. **Beispiel:** Konkurrenzvalidität gibt Auskunft darüber, ob ein Zusammenhang zwischen Schrittlänge und Gehgeschwindigkeit besteht. Das bedeutet, je größer die Gehgeschwindigkeit, desto größer die Schrittlänge. →

Wie misst man Konkurrenzvalidität?
Es existieren wiederum statistische Maßzahlen wie zum Beispiel Pearsons „r" oder Spearmens „ρ" oder Intraklassenkoeffizienten (ICC). Für alle diese Maßzahlen gilt: je näher an der 1,0 umso höher die Konkurrenzvalidität. Eine 0 bedeutet keinerlei Konkurrenzvalidität und 1,0 bedeutet perfekte Konkurrenzvalidität für den zu vergleichenden Test.

Außerdem gibt es die **prädiktive Validität** (predictive validity). Sie markiert die Voraussagefähigkeit eines Tests.
Beispiel: Kann ein Eingangstest – zum Beispiel ein Schmerzprovokationstest – eine Prognose zum Behandlungserfolg machen? Patienten mit ausstrahlenden Schmerzen bei Provokationstests haben eine schlechtere Prognose für eine vollständige Erholung als Patienten ohne Ausstrahlungen.

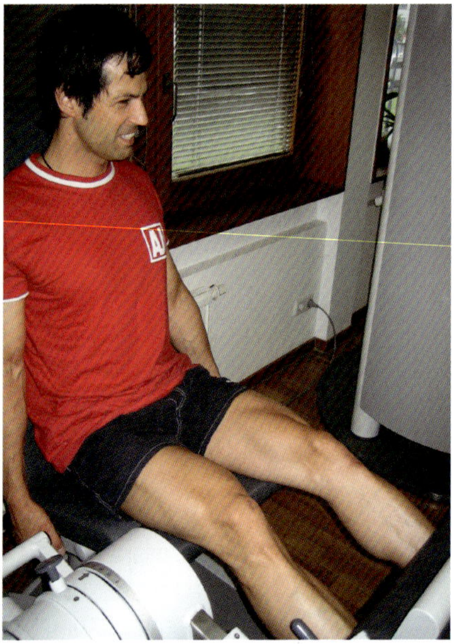

b) **Inhaltsvalidität** (content validity)
Diese beschreibt, ob ein Test oder eine Messung wirklich das wiedergibt, was er vorgibt, zu messen.
Beispiel: Ein Krafttest sollte Kraft messen und nicht Beweglichkeit oder Ausdauer. Hier geht es darum, ob Experten meinen, dass der Krafttest Kraft misst und nichts anderes. Das wäre dann eine gute Inhaltsvalidität. Inhaltsvalidität wird somit nicht gemessen sondern eingeschätzt.

Tests sollen testen, was sie vorgeben, zu testen. In diesem Falle die Kraft der Oberschenkelmuskulatur

c) **Konstruktvalidität**
Diese ist gegeben, wenn der Test das misst, was er zu messen vorgibt.
Beispiel: Ein Schmerztest soll möglichst Schmerzen messen können und nicht die Erwartungshaltung der getesteten Person zurückmelden.

Zum Begriff der Validität existiert auch noch die Validität von Studien – genauer gesagt:

a) **die interne Validität von Studien** (Studienqualität, Studiengüte)

Dazu gibt es umfangreiche Listen und Kontrollfragen, je nach Studienart (siehe Kapitel Studiendesign). Eine exzellente Ansammlung von Leitlinien zur Beurteilung der Studienqualität findet sich unter

www.equator-network.org/resource-centre/library-of-health-research-reporting

Wichtigstes Beispiel für ein Bewertungsschema zur internen Validität von kontrollierten Studien ist das CONSORT-Statement. Das CONSORT-Statement beschreibt 22 Punkte, welche helfen, randomisierte → siehe **Randomisierung S. 29** Studien auf mögliche Fehlerquellen und Ergebnisverzerrungen zu durchleuchten. Es hat die Form einer Checkliste und kann online auf Deutsch herunter geladen werden.

www.thieme-connect.de/ejournals/pdf/dmw/doi/10.1055/s-2004-83611

Forscher im Bereich der Physiotherapie verwenden häufig die PEDro-Skala (Herbert et al., 1998, Maher et al., 2003).

Beurteilung durch die PEDro-Skala (maximal 10 Punkte)

1) **Ein- und Ausschlusskriterien?***
2) **Randomisierung** siehe Kapitel „Studientypen"
3) **Verborgene Zuordnung** siehe Kapitel „Hilfreiches"
4) **Ähnliche Strukturierung „at baseline"** In Bezug auf die wichtigsten prognostischen Faktoren waren die Gruppen zu Beginn der Studie vergleichbar
5) **Verblindung der Untersuchten** siehe Kapitel „Hilfreiches"
6) **Verblindung der Therapeuten** siehe Kapitel „Hilfreiches"
7) **Verblindung der Untersucher** siehe Kapitel „Hilfreiches"
8) **Datenregistrierung von mehr als 85 % der Patienten** Die Drop-out-Quote beträgt also weniger als 15 %
9) **Intention-to-treat-Analyse** siehe Kapitel „Hilfreiches"
10) **Ergebnisse über den statistischen Vergleich** Statistische Vergleiche der Resultate zwischen den Gruppen sind für alle Schlüsselergebnisse dokumentiert
11) **Präsentation zentraler Tendenzwerte und Streuungswerte** Für das wichtigste Endergebnis der Studie wurden Lage- und Streumaße sowie Effektgrößen angemessen beschrieben

*führt nicht zur Bewertung! (Deutsche Übersetzung von Jan Mehrholz)

b) **die externe Validität von Studien**
(Übertragbarkeit von Studienergebnissen auf die Praxis beziehungsweise die eigenen Patienten) Die externe Validität von Studien ist etwas völlig anderes als die interne Validität. Hier ist die Übertragbarkeit der Ergebnisse einer Studie auf die eigene Praxis, auf die eigenen Patienten gemeint.
Beispiel: In einer Studie stellten Forscher fest, dass Thrombosestrümpfe nach Schlaganfall keine Thrombosen verhindern können. Dieses Ergebnis ist bei vergleichbaren Patienten wie in der Studie übertragbar: ähnliches Alter, ähnliche Krankheitsdauer, vergleichbares Krankheitsbild. Für Patienten mit extrem hohem Thromboserisiko aufgrund einer anderen Erkrankung ist die Übertragbarkeit schwieriger.

3. Responsivität

Responsivität beschreibt die Empfindlichkeit eines Tests. Sie beantwortet die Frage, wie genau kann ein Test Veränderungen wie zum Beispiel Verbesserungen oder Verschlechterungen messen beziehungsweise erfassen.
Beispiel: Die Beurteilung der Gehleistung von Patienten kann über eine Skala von 0 – 2 erfolgen oder über das Messen der Gehgeschwindigkeit.
Eine Skala von 0 – 2 lässt dabei nur wenige Abstufungen zu – ist also eventuell nicht fein genug. Die Gehgeschwindigkeit eignet sich dagegen sowohl bei stark beeinträchtigten neurologischen Patienten als auch bei leicht betroffenen Patienten sehr gut zur Bestimmung der Gehleistung, da sie sehr viele Abstufungen zulässt.

Wie misst man die Empfindlichkeit eines Tests?
Es existieren verschiedene Ansätze. Oft werden statistische Maßzahlen wie Effektgrößen und standardisierte Mittelwertsdifferenzen (standardised responsed means) für Veränderungen in bestimmten Zeitabständen – zwei oder vier Wochen – berechnet.

Für alle diese Maßzahlen gilt: Je größer umso höher die Empfindlichkeit eines Tests, Veränderungen zu messen. Die Responsivität wird von manchen Autoren von manchen Autoren leider etwas verwirrend auch als auch als Sensitivität bezeichnet.

4. Sensitivität und Spezifität

Sensitivität, Spezifität und prädiktive Werte sind Kriterien, welche die Güte von Tests bestimmen, bei denen die Antwort ja oder nein lauten kann. Solche Antworten können zum Beispiel sein: „vorhanden“ oder „nicht vorhanden“, „betroffen“ oder „nicht betroffen“.
Beispiel: Ein Patient kommt in die Praxis mit Schmerzen im unteren Rückenbereich. Nach der Anamnese vermutet der untersuchende Therapeut, dass das Iliosakralgelenk (ISG) diese Schmerzen verursacht. Er möchte nun mit Provokationstests herausfinden, ob dieses Gelenk für den Schmerz verantwortlich ist. Ein Provokationstest - wie zum Beispiel der Thigh thrust (FOTO) kann entweder positiv (Provokation von Schmerzen) oder negativ sein (keine Provokation von Schmerzen).

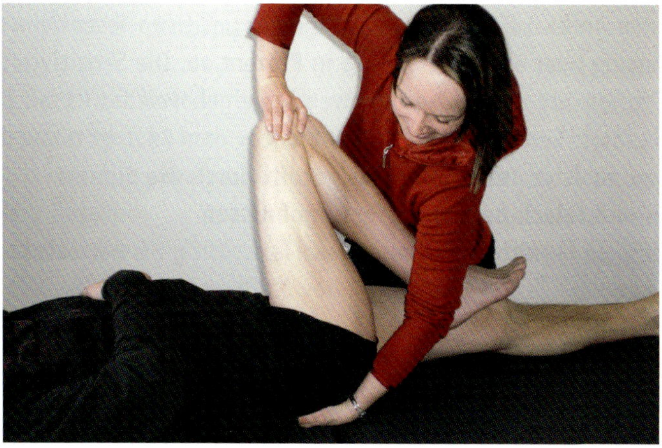

Provokationstests – hier der Thigh thrust am Iliosacralgelenk – können hilfreich sein

Es gibt nun vier Möglichkeiten (a, b, c und d)

a) Der ISG-Provokationstest ist positiv und das ISG ist die Schmerzursache. Das nennt man **richtig positives** Testergebnis, da der Provokationstest es korrekt herausgefunden beziehungsweise provoziert hat

b) Der ISG-Provokationstest ist positiv und das ISG ist NICHT die Schmerzursache. Das kann es durchaus geben. Man nennt es **falsch positives** Testergebnis, da der Provokationstest dieses Ergebnis fälschlicherweise liefert.

c) Der ISG-Provokationstest ist negativ und das ISG ist aber die Schmerzursache. Auch das kann es durchaus geben. Man nennt es **falsch negatives** Testergebnis, da der ISG-Provokationstest die schmerzverursachende Struktur fälschlicherweise nicht provozierte. →

7. Korrelation

Die **Korrelation** gibt Auskunft über den Grad des Zusammenhangs zwischen Messergebnissen.

Beispiel: Besteht ein Zusammenhang zwischen der Kraftmessung und dem Parameter Körpergewicht? Antwort: Es gibt zwar einen Zusammenhang zwischen Beinkraft und Körpergewicht aber dies ist nur ein Indiz für eine ursächliche Beziehung. Durch eine schnelle Zunahme des Körpergewichts – etwa während der Weihnachtszeit – ergibt sich nämlich noch nicht automatisch ein Kraftzuwachs.

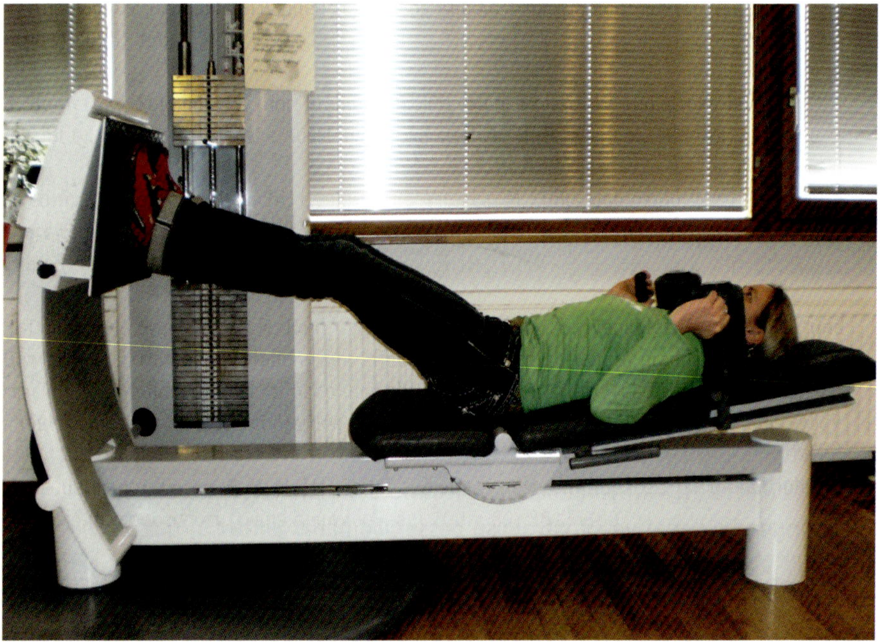

Stehen Körpergewicht und Beinkraft in Zusammenhang?

Wie berechnet man lineare Zusammenhänge?

Es gibt positive und negative Zusammenhänge.

Ein positiver Zusammenhang: je größer das Körpergewicht desto größer die Kraft. Ein negativer Zusammenhang: je größer der Soja-Konsum desto geringer das Krankheitsrisiko.

Es existieren statistische Maßzahlen, wie die bereits genannten Korrelationskoeffizienten Pearsons „r" oder Spearmens „ρ" (rho) oder Kendals „τ" (tau).

Für alle diese Maßzahlen gilt: je näher diese an der 1,0 liegen, umso höher der Zusammenhang. 0 bedeutet keinerlei Zusammenhang und 1,0 bedeutet einen perfekten positiven Zusammenhang. Der Wert -1,0 bedeutet einen perfekten negativen Zusammenhang.

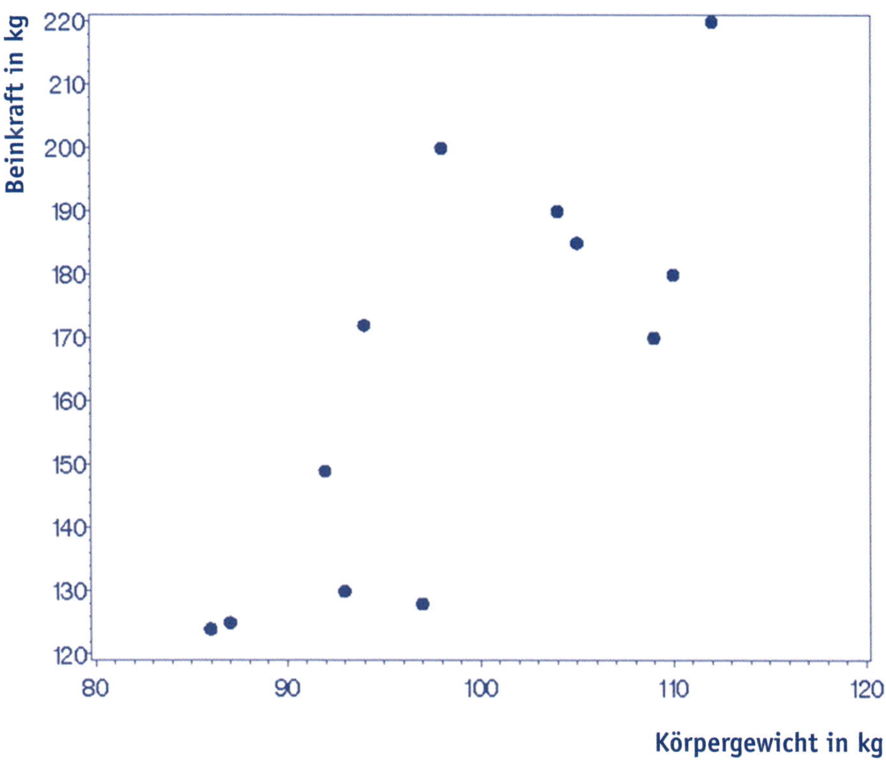

Beispiel für eine positive lineare Korrelation:
Beinkraft und Körpergewicht (r = 0,78)

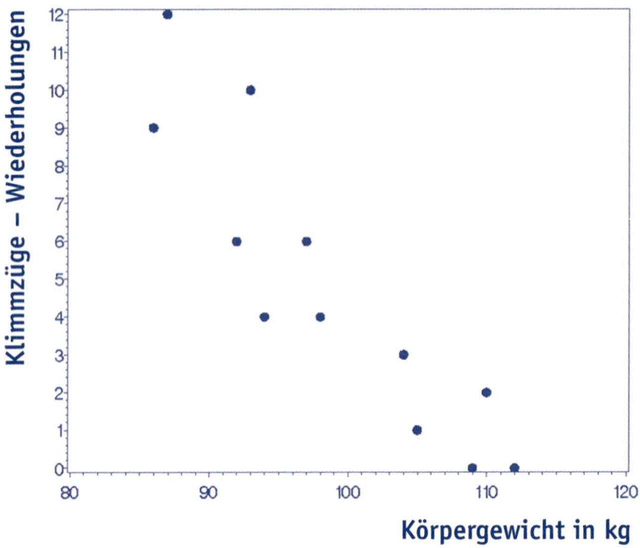

Beispiel für eine negative lineare Korrelation: Klimmzüge und Körpergewicht (r = -0,90)

Darüber hinaus gibt es neben den einfachen **linearen Korrelationen** auch noch **U-förmige Zusammenhänge**.

Beispiel: Bei moderatem Kaffeekonsum von Frauen sinkt das Risiko, an Parkinson zu erkranken. Es gibt somit eine optimale Dosis Kaffee, um sein Parkinsonrisiko gering zu halten.

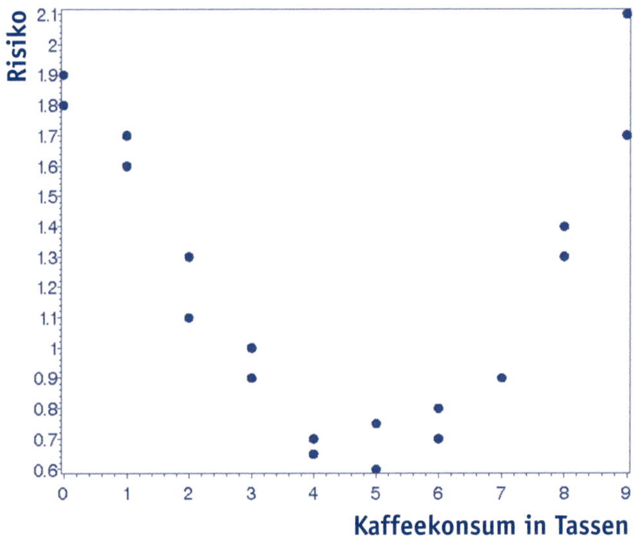

Beispiel für eine U-förmige Korrelation: Kaffeekonsum und Parkinsonrisiko

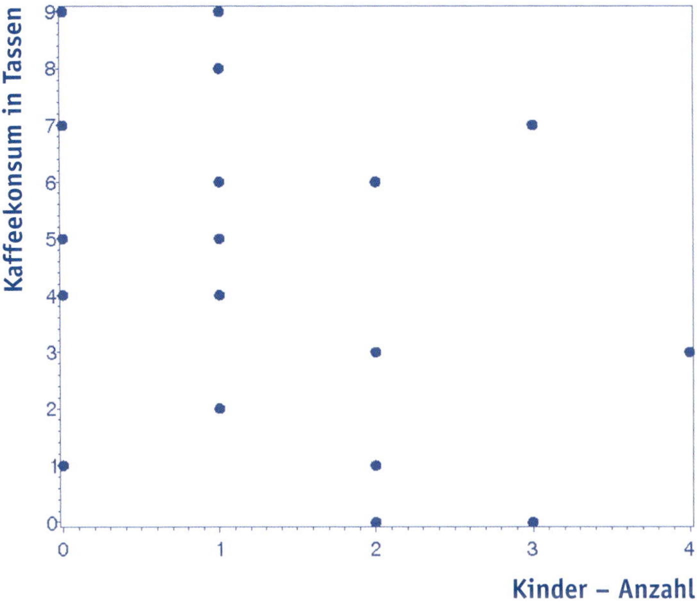

Beispiel für keine Korrelation: Kaffeekonsum und Anzahl der Kinder, die eine Frau bekommt

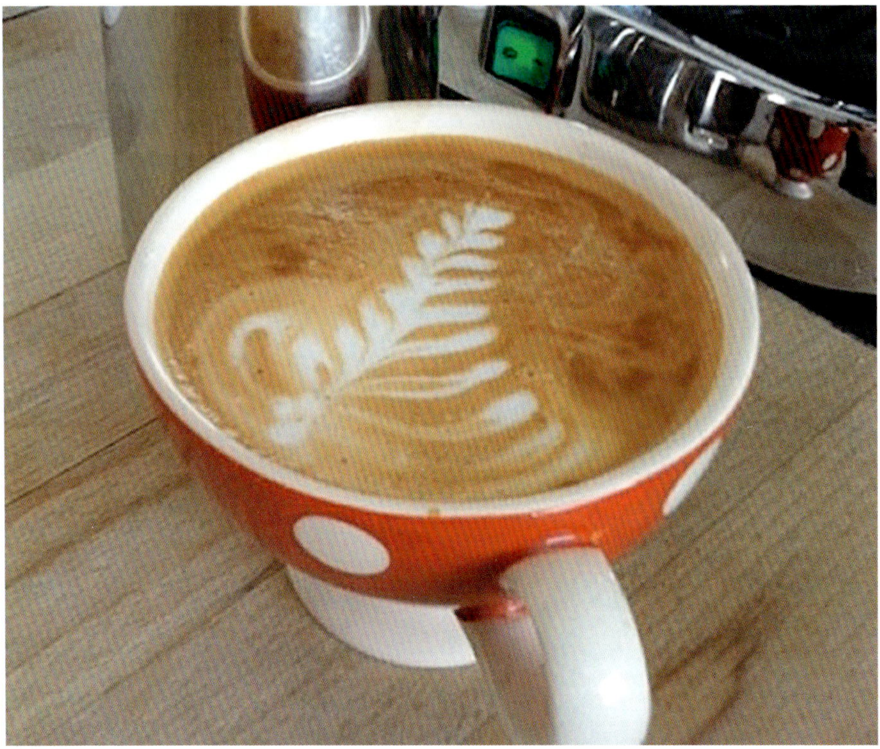

8. Regression

Man unterscheidet zwischen **abhängiger** und **unabhängiger Variable.**
Eine abhängige Variable ist zum Beispiel die Körpergröße. Eine unabhängige Variable ist die Schrittlänge. Mit einer statistischen Regression berechnet man, wie die abhängige Variable von der unabhängigen Variable erklärt wird.
Die Körpergröße erlaubt Rückschlüsse auf die Schrittlänge.
Auch **Voraussagen** können aufgrund von Daten gemacht werden. Angenommen es existiert ein Zusammenhang zwischen Therapiehäufigkeit und Schmerzlinderung bei einer bestimmten Schmerzsymptomatik. Mit einer Regression kann man berechnen, wie oft ein Patient mit einer Schmerzsymptomatik in die Praxis kommen muss, um seine Symptome deutlich zu lindern.
Beispiel: Der aktuelle Sauerstoffverbrauch bei einer bestimmten sportlichen Leistung lässt sich mit einem Spiroergometriegerät sehr genau und zuverlässig messen. Oftmals hat man jedoch ein solches teures Messgerät nicht dabei. Durch Regressionsanalysen wissen wir aber, dass die Herzfrequenz sehr gut den Sauerstoffverbrauch erklärt. Das heißt, dass wir auf der Basis der Regressionsergebnisse auch die Herzfrequenz messen und damit Rückschlüsse auf den aktuellen Sauerstoffverbrauch ziehen können.

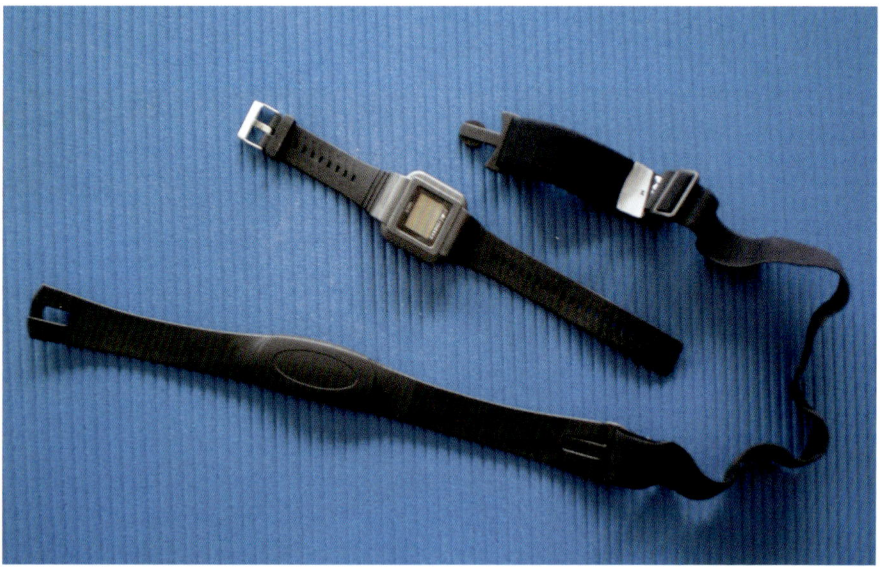

Regressionsanalysen haben gezeigt, dass man von Herzfrequenzmessungen auf den aktuellen Sauerstoffverbrauch schließen kann.

9. Kappa (K)

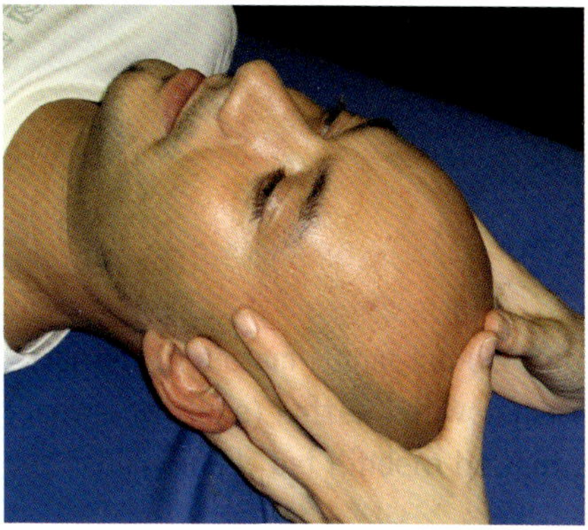

Palpationen stehen unter anderem wegen schlechter Intertester-Reliabilität in der Kritik. Auskunft über diesen Wert gibt der Kappa-Koeffizient.

Wenn verschiedene Therapeuten den gleichen Patienten untersuchen, sollten beide zum gleichen Befund kommen. Bei Tests beziehungsweise Untersuchungen mit den Ergebnissen „ja“, „nein“, „leicht“, „mittel“, „schwer“ oder Skalen von „0 bis 4“ beschreibt man den Grad der Übereinstimmung von Untersuchern in Prozent.

Wesentlich genauer ist der **Kappa-Koeffizient (K)**.
Beurteilen mehrere Untersucher eine bestimmte Situation, so könnten sie rein zufällig zum gleichen Ergebnis kommen – sie könnten einfach Glück haben.
Je weniger Auswahlmöglichkeiten es bei einer Untersuchung gibt, je eher könnten die Tester Glück haben. Die Kappa – Berechnung berücksichtigt dies und rechnet das Glück sozusagen raus.

Eine perfekte Übereinstimmung von Untersuchern bedeutet ein K = 1,0.
Eine perfekte Nicht-Übereinstimmung bedeutet einen K = -1,0.
Wenn beide Untersucher den Befund auswürfeln kommt man auf einen K = 0,0.

Zur Interpretation kann man K wie folgt interpretieren:

K = 0,8...1,0	sehr gute Übereinstimmung (auch exzellente Übereinstimmung)
K = 0,6...0,8	gute Übereinstimmung
K = 0,4...0,6	moderate Übereinstimmung
K = 0,2...0,4	geringe Übereinstimmung
K = 0,2	schlechte Übereinstimmung
K = 0,0	keine Übereinstimmung, „ideales“ Zufallsergebnis

Studientypen

1. Fallbericht (case reports, case series)

Ein Fallbericht oder eine Einzelfalldarstellung beschreibt die Ergebnisse oder den Behandlungs- oder Krankheitsverlauf einer Person. Fallberichte haben nur eingeschränkte Beweiskraft und dienen vornehmlich der Beschreibung einer innovativen, neuen Therapie oder außergewöhnlicher Nebenwirkungen (Rothstein, 2002).
Fallberichte stehen somit auf unterster Stufe der wissenschaftlichen Beweiskraft. In der Medizin sind Fallberichte und Fallserien der Ausgangspunkt zur Erforschung unbekannter Krankheiten oder Nebenwirkungen.
Der Unterschied zwischen Fallbericht und Fallserie besteht vor allem in der Anzahl beschriebener Fälle.
Beispiel: Die Beschreibung von Kaposi-Sarkom bei jungen Amerikanern infolge einer H1N1-Infektion (Anonymous, 1981) oder die erstmalige Darstellung von gravierenden Nebenwirkungen der Stammzelltherapie (Amariglio et al., 2009).

2. Querschnittsstudie

Eine Querschnittsstudie ist eine Art Schnappschuss in der Zeit. Wie mit einem Fotoapparat wird eine (Bestands-)Aufnahme gemacht. Umfragen oder die PISA-Studie sind gute Beispiele für eine Querschnittsstudie (Grimes und Schulz, 2002a). Ein anderes Beispiel ist die Krankheitsrate zu einem bestimmten Zeitpunkt (Bonita et al., 1997)
→ siehe auch **Prävalenz S. 32**
Für die Therapie sind Querschnittsstudien ebenfalls wichtig. So ist die Frage interessant, wie viele Menschen derzeit an Rückenschmerzen leiden. Mit Querschnittsstudien lässt sich allerdings nicht erklären, warum Menschen Rückenschmerzen oder andere Symptome haben, wann diese vergehen und wie man diese lindern kann.

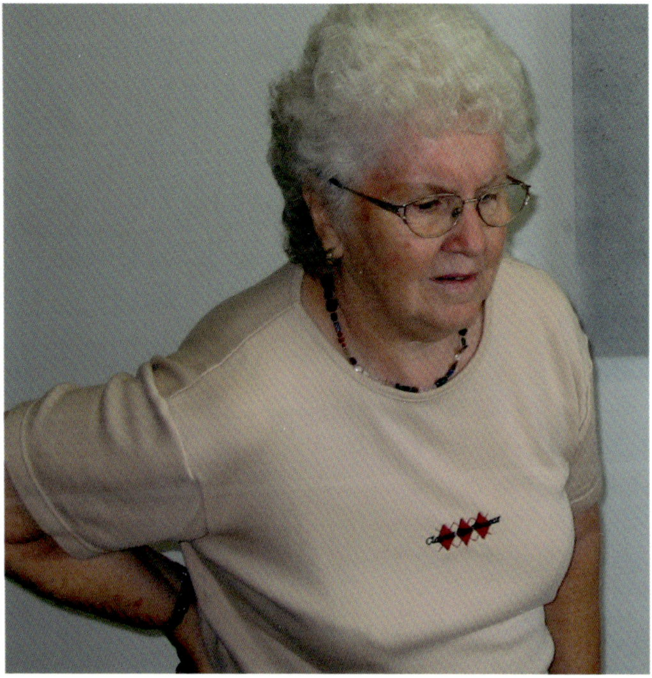

Querschnittsstudien können zum Beispiel zeigen, wie viele Menschen derzeit an Rückenschmerzen leiden

3. Retrospektive Studie

Beispiel: Fall-Kontroll-Studie

Fall-Kontroll-Studien werfen einen Blick zurück in der Zeit - retrospektives Studiendesign (Grimes und Schulz, 2002a). Man „sammelt" Fälle. Das sind Personen, die Symptome haben, erkrankt oder verstorben sind. Dazu sucht man sich möglichst identische Personen. Diese Kontrollen sollten den Fällen so ähnlich wie möglich sein, allerdings ohne Symptome, also nicht erkrankt. Fall-Kontroll-Studien sind sehr kostengünstig und sehr schnell durchführbar. Allerdings stehen sie in der wissenschaftlichen Beweiskraft nur eine Stufe über dem Fallbericht.

Der Grund dafür liegt in der Fehleranfälligkeit dieser Studien. Schwächen sind die Vergleichbarkeit der Kontrollen, selektives Erinnerungsvermögen von Erkrankten und das Krankheitsverläufe nicht gut rekonstruierbar sind. →

Fall-Kontroll-Studien eignen sich gut dazu, Risiken zu berechnen (siehe Odds Ratio). Zum Beispiel das Risiko, an einer Krankheit zu versterben (Schulz und Grimes, 2002). Diese Studienart hat jedoch nur eine untergeordnete Bedeutung für Therapieverfahren.
Beispiel: Eine Studie verglich Patienten mit Lungenproblemen auf einer Intensivstation die fünf Mal wöchentlich therapiert wurden (Fälle), mit Kontrollpatienten die nur drei Mal wöchentlich therapiert wurden (Clini et al., 2001). Die Therapiefrequenz wurde nicht vorgegeben. Die Patienten wurden nur beobachtet und nachträglich ausgewertet.

4. Prospektive Studie

Beispiel: Kohortenstudie
Kohortenstudien schauen in die Zukunft – prospektives Studiendesign (Grimes und Schulz, 2002b). Man nutzt eine Kohorte – das sind meistens Personen ohne Symptome oder nicht Erkrankte – und beobachtet diese über längere Zeit. Teilweise erstrecken sich solche Beobachtungszeiträume über 30 Jahre und länger. Man wartet also eine gewisse Zeit ab und schaut dann, wer alles erkrankt ist. Dann vergleicht man die Erkrankten oder Verstorbenen mit den nicht Erkrankten beziehungsweise Lebenden hinsichtlich bestimmter Expositionen. Eine Exposition kann zum Beispiel Rauchen, Übergewicht, Sonnenlicht, Radioaktivität, Alkoholkonsum, körperliche Betätigung oder unergonomisches Arbeiten sein. Kohortenstudien sind oftmals sehr teuer, dauern sehr lange und die Durchführung ist gar nicht so einfach (30 Jahre beobachten...). Die wissenschaftliche Beweiskraft ist größer als die der Fall-Kontroll-Studien.
Beispiel: Das Muster der Wiederherstellung der Handfunktionen nach Schlaganfall lässt sich auf diese Art sehr gut darstellen. Durch die Auswertung einer Kohorte Patienten konnten Forscher sehr gut Risiken und Chancen für Geschicklichkeit und Handfunktion zu verschiedenen Zeitpunkten nach Schlaganfall berechnen (Kwakkel et al., 2003).

Kohortenstudien haben eine zunehmende Bedeutung für Therapien. Der natürliche Verlauf von Erkrankungen und damit die Prognose von Patienten lässt sich mit Kohortenstudien sehr gut ergründen.

5. Kontrollierte Studie

(controlled trials, randomised controlled trial, RCT)

Sobald eine Person den Studienteilnehmern die Behandlung zuteilt, spricht man von einer kontrollierten Studien (Experimentalstudie). Zu kontrollierten Studien zählen die **kontrollierte Studie** und die **randomisierte kontrollierte Studie** (RCT). Wenn man Probanden beziehungsweise Patienten nach dem Zufallsprinzip in zwei oder mehrere Gruppen aufteilt (Randomisierung), ist es eine randomisierte kontrollierte Studie.

Beispielsweise erhält eine Gruppe eine neue Therapie (Experimentalgruppe) und die andere Gruppe (Kontrollgruppe) bekommt ein Hausübungsprogramm. Die zufällige Zuteilung – die Randomisierung – garantiert, dass alle bekannten und unbekannten Einflussfaktoren konstant in den Gruppen verteilt sind. Damit das Studienergebnis unverfälscht bleibt, wird oftmals die Gruppenzuteilung durch Verblindung von Patienten, Untersuchern und Auswertern geheim gehalten.
Beispiel: Ein großes RCT untersucht die Effektivität von Kompressionsstrümpfen zur Vermeidung von Thrombosen nach Schlaganfall. In diesem RCT wurde keine Effektivität der Kompressionsstrümpfe hinsichtlich Vermeidung von Thrombosen gefunden aber eine große Gefahr, Hautschäden davonzutragen (Dennis et al., 2009).

Nur mit RCTs lässt sich die Effektivität einer Therapie direkt nachweisen. Dadurch haben RCTs die höchste wissenschaftliche Beweiskraft. RCTs sind allerdings sehr teuer. Da nur Ausgewählte und Freiwillige mitmachen sind die Ergebnisse nur eingeschränkt übertragbar.

6. Cross-over Studien

Cross-over Studien sind eine Sonderform kontrollierter Studien.
Das Prinzip ist, dass alle Studienteilnehmer in die Experimentalgruppe kommen. Dies geschieht aber zu verschiedenen Zeitpunkten. Die eine Hälfte der Probanden startet mit der Intervention. Das ist Phase A. Die andere Hälfte steht auf einer Warteliste und erhält in den ersten vier Wochen keine Therapie. Das ist Phase B. Nach vier Wochen tauschen die Gruppen die Therapie. Dieser Wechsel heißt Cross-over. Die Gruppe der Warteliste bekommt nun die Experimentaltherapie - ist jetzt also in Phase A. Die Experimentalgruppe wartet nun ab – ist nun also in Phase B. Gemessen wird vor Studienbeginn, zum Zeitpunkt des Cross-over und im Anschluss an die Intervention.
Effekte gibt es einerseits für die Phase (ist Phase A besser als B, oder Therapie besser als Warteliste) und für die Behandlungsreihenfolge. Ist es eventuell besser zuerst zu warten und dann therapiert zu werden oder umgekehrt?
Randomisierung und Verblindung sind hierbei ebenso möglich und üblich.
Dieses Studiendesign benötigt ein nicht zu unterschätzendes statistisches Know-How. Cross-Over Studien sind besonders für chronische Krankheitsbilder geeignet.
Beispiel: In der sogenannten RESCUE-Studie verbesserten Patienten mit Parkinson mit verschiedenen Schrittmachern ihr Gangbild deutlich (Nieuwboer et al., 2007).

Zeit	**Phase A** Intervention	**Phase B** ø Intervention
Woche 1-4	**Gruppe 1**	**Gruppe 2**
Woche 5-8	**Gruppe 2**	**Gruppe 1**

7. Systematisches Review

Wenn wir Studien nach einem zuvor erstellten und geprüften Protokoll mit fundierter Suchstrategie systematisch suchen, bewerten und zusammenfassen sprechen wir von systematischen Reviews. Das Gegenteil ist ein so genanntes narratives Review. Bei letzterem kann jeder alles zusammenfassen was beliebt. Ein Protokoll existiert dabei nicht. Häufig sind das Expertenmeinungen mit Literaturübersicht.
Systematische Reviews zu erstellen ist nicht einfach und sollte nach höchsten wissenschaftlichen Standards erfolgen. Solche höchsten Standards mit strengen Kriterien existieren in Form von Handbüchern herausgegeben durch die Cochrane Collaboration und ihre Arbeitsgruppen.

www.cochrane.org
www.cochrane.de

www.cochrane.iwh.on.ca
Eine auf den Rückenschmerz spezialisierte Arbeitsgruppe.

www.thecochranelibrary.com
In der Cochrane Library sind die meisten, zuverlässigsten und wissenschaftlich fundiertesten systematischen Reviews publiziert
Beispiel: In einem systematischen Review zur Effektivität von Laufbandtraining bei Patienten mit Parkinson wurden acht Studien gefunden und ausgewertet (Mehrholz et al., 2010).

8. Metaanalyse

Wenn man ein systematisches Review erstellt hat, kann man verschiedene Studien auch statistisch zusammenfassen und auswerten. Man nennt diese Metaanalyse auch gepoolte Auswertung, da alle Studien gleichermaßen in einen „Topf" gebracht werden und dann ein Hauptergebnis über alle Studien berechnet wird. Wenn systematische Reviews RCTs und eine Metaanalyse einschließen, so haben diese höchste wissenschaftliche Beweiskraft für Therapieansätze. Metaanalysen werden häufig im Rahmen systematischer Reviews erstellt.
Beispiel: Ein Cochrane Review zur Bettruhe bei Rückenschmerzen - basierend auf 11 RCTs – kam zu dem Ergebnis, dass Bettruhe im Vergleich zum Rat „aktiv zu bleiben" die Schmerzen verlängert (Hagen et al., 2004).

Maße und Kenngrößen

1. Prävalenz

Die Prävalenz ist die Krankheitshäufigkeit und beschreibt das Vorkommen einer Symptomatik oder Krankheit zu einem bestimmten Zeitpunkt oder in einem bestimmten Zeitraum.

Man unterscheidet:

Punktprävalenz: zu einem bestimmten Zeitpunkt

Periodenprävalenz: definierter Zeitraum – zum Beispiel in einem Jahr

Angegeben wird die Prävalenz mit der Prävalenzrate in Prozent.
Prävalenzrate (%) = Anzahl symptomatischer Personen zu einem Zeitpunkt beziehungsweise Zeitraum bezogen auf die Anzahl der untersuchten Personen.

$$\textbf{Prävalenzrate} = \frac{\textbf{Anzahl Personen mit Migräne}}{\textbf{Anzahl aller befragter Personen}} \text{ im Untersuchungszeitraum}$$

Beispiel: Die Prävalenz von Migräne beträgt in den USA 18 % bei Frauen und 6 % bei Männern im Jahr.

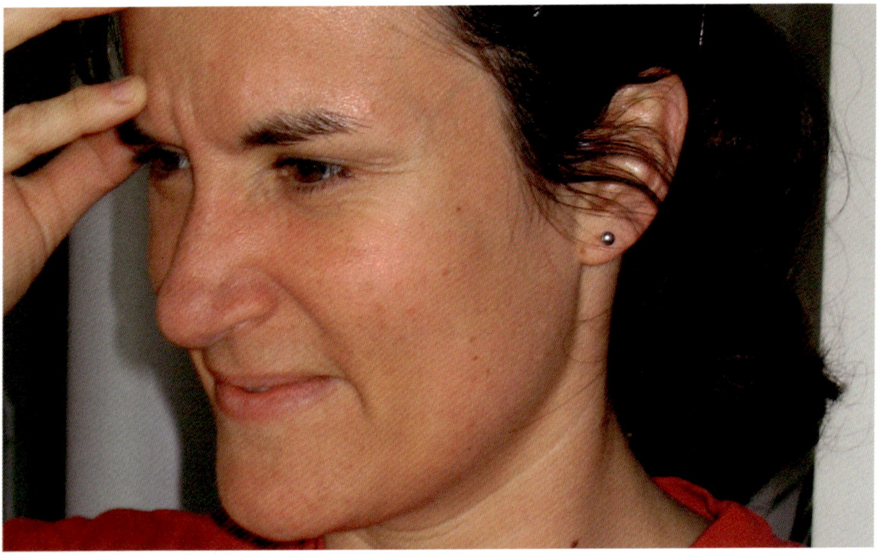

Frauen leiden häufiger an Kopfschmerzen als Männer. Prävalenzraten drücken das aus.

2. Inzidenz

Die Inzidenz beschreibt die Häufigkeit des Neuauftretens einer Symptomatik oder einer Krankheit in einem bestimmten Zeitraum – zum Beispiel in einem Jahr.
Beispiel: In diesem Monat lag der Anteil der Menschen, die eine H1N1 Infektion (Schweinegrippe) hatten bei weniger als 1 pro 100 000. Die jährliche Inzidenz des Schlaganfalls bei Kindern beträgt zwischen 2,3 und 13 pro 100 000 Kinder.

3. Effektgröße (EG)

Uns interessiert auch die Größe des Therapieeffektes. So können wir die Ergebnisse unserer Patienten im Hinblick auf Schmerzreduktion, Funktionsverbesserung, Alltagskompetenz mit denen aus Studien vergleichen. Ein wichtiges Maß zur Größe des Therapieeffektes ist die Effektgröße nach Cohen. Die Effektgröße (EG, auch delta genannt, engl. effect size) berechnet sich wie folgt:

$$\mathbf{EG} = \frac{\textbf{Mittelwert 1 - Mittelwert 2}}{\textbf{Standardabweichung 1}}$$

Beispiel: Wir subtrahieren die mittleren Verbesserungen nach sechs Physiotherapie-Behandlungen der einen Gruppe mit den mittleren Verbesserungen der Kontrollgruppe. Das Ergebnis teilen wir mit der Standardabweichung der Kontrollgruppe oder der gemittelten Standardabweichung beider Gruppen.
Die Effektgröße ist ein standardisiertes Maß ohne Maßeinheit.
Je größer die Effektgröße, umso besser.

Cohen schlägt vor:

Effektgrößen von 0,2 bis 0,5 als geringe Effekte
Effektgrößen > 0,5 als moderate Effekte
Effektgrößen > 0,8 als große Effekte

Effektgrößen sind ebenso wichtig für die Berechnung der Responsivität (siehe dort) und werden ebenso in Metaanalysen angewandt.
Es existieren zahlreiche weitere Effektmaße (siehe nachfolgende).

3. a) Odds Ratio (OR)

Odd übersetzt man mit „Chance“ oder Eintrittsrisiko – was aber furchtbar klingt. Chancen beziehungsweise Odds gibt es in Wettbüros und in der Medizin. So ist für eine 65 jährige Frau die Chance – oder das Risiko – im Laufe ihres Lebens an Demenz zu erkranken 1 zu 5. Dass entspricht einer Wahrscheinlichkeit von 20 %. Das Odds Ratio (OR) ist das Verhältnis zweier Odds (Chancen).
Beispiel: Das Chancenverhältnis von zwei Gruppen. Eine Gruppe Alkoholiker in Puerto Rico trinkt in der Woche mehr als 42 Drinks. Eine andere Gruppe besteht aus Abstinenzlern. Das Chancenverhältnis – Odds Ratio der beiden Gruppen – für eine Krebserkrankung im Mund und Rachenraum beträgt rund 35. Das heißt die Wahrscheinlichkeit ein Oralkarzinom zu bekommen ist 35mal (!) höher wenn man wöchentlich mehr als 42 Drinks zu sich nimmt. Prost!

OR sind zu interpretieren wie relative Risiken.

OR > 1,0 ist ein erhöhtes Risiko (höhere Chance)
Beispiel: Rauchen ist ein Risikofaktor für Lungenkrebs

OR = 1,0 ist kein Risiko (gleiche Chance)
Beispiel: Geringer Fleischkonsum ist nicht schädlicher als vegetarisches Essen

OR < 1,0 ist ein Schutz, somit ein verringertes Risiko (Präventionschance)
Beispiel: Moderates Kaffeetrinken schützt vor Parkinson

Odds Ratios benutzt man vor allem in Fall-Kontrollstudien, in Metaanalysen sowie in speziellen Auswerteverfahren der Statistik wie der logistischen Regression.

3. b) Relatives Risiko (RR)

Das relative Risiko (RR) ist ebenso eine Maßzahl wie das OR und bewertet Effekte bei bestimmten Expositionen – also Erkrankungsrisiken.
Ein Effekt ist zum Beispiel das Schlaganfallrisiko.
Eine Exposition ist zum Beispiel Alkohol, Rauchen, Arbeiten oder Sport.
Man vergleicht Erfolgsraten wie zum Beispiel die vollständige Gelenkbeweglichkeit oder Komplikationsraten wie zum Beispiel Ausstrahlungen oder Schmerzen.
Das RR wird genauso wie das OR interpretiert und kann zwischen 0 und unendlich liegen.

RR > 1,0 ist ein erhöhtes Risiko
Beispiel: Alkoholische Drinks sind ein Risiko für Magen- und Oesophaguskrebs

RR = 1,0 ist kein Risiko (gleiches Risiko, gleiche Chance)
Beispiel: Frauen erkranken genauso häufig wie Männer an der Grippe

RR < 1,0 ist ein Schutz und somit ein verringertes Risiko (Präventionschance)
Beispiele: Sonnenlicht im Kindesalter schützt vor Multipler Sklerose.
Hoher Sojakonsum schützt vor Brustkrebsrezidiven.

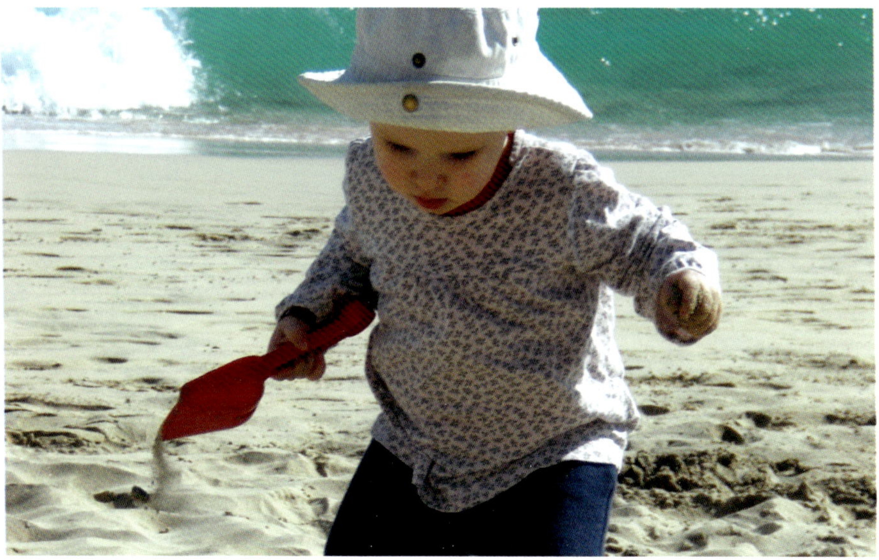

Sonnenlicht im Kindesalter senkt das Risiko an Multipler Sklerose zu erkranken

3. c) Absolute Risikoreduktion (ARR)

Die absolute Risikoreduktion (ARR) ist das Risiko, welches einer Therapie zugeschrieben werden kann. Die ARR unterscheidet sich vom RR durch eine andere Berechnung und Interpretation. Man sagt auch **absolute Risikodifferenz**.
Beispiel: In einer großen kontrollierten Studie zu einer sanften manuellen Therapie im Vergleich zu einer Manipulationstherapie errechnet man ein ziemlich deutliches RR von 3,0 zugunsten der sanften Therapie. Das heißt nach der sanften Therapie hat man dreimal weniger Schwindel als nach Manipulationstherapie. Anders ausgedrückt: das Risiko für Schwindel ist für die Manipulationstherapie dreimal größer als für die sanfte Behandlung.

Wenn man die Komplikationsrisiken beider Therapien subtrahiert, erhält man die **absolute Risikodifferenz.** In unserem Beispiel beträgt die lediglich 0,1%. Das heißt, dass das Komplikationsrisiko nur um 0,1 % verringert werden kann. Wahrscheinlich ist die Komplikation einfach zu selten. Diese Betrachtung lässt aber den Vergleich der beiden Therapien ganz anders dastehen.
Wenn immer möglich sollte man das ARR anstelle der RR berechnen und angeben. Für eine weitere optimale Darstellung sollte außerdem die „Number needed to treat"(NNT) berechnet werden.
Das RR von 3,0 ergeht ohne Maßeinheit. Die ARR kann als Zahl oder in Prozent angegeben werden (ARR von 0,1 % = ARR von 0,001).

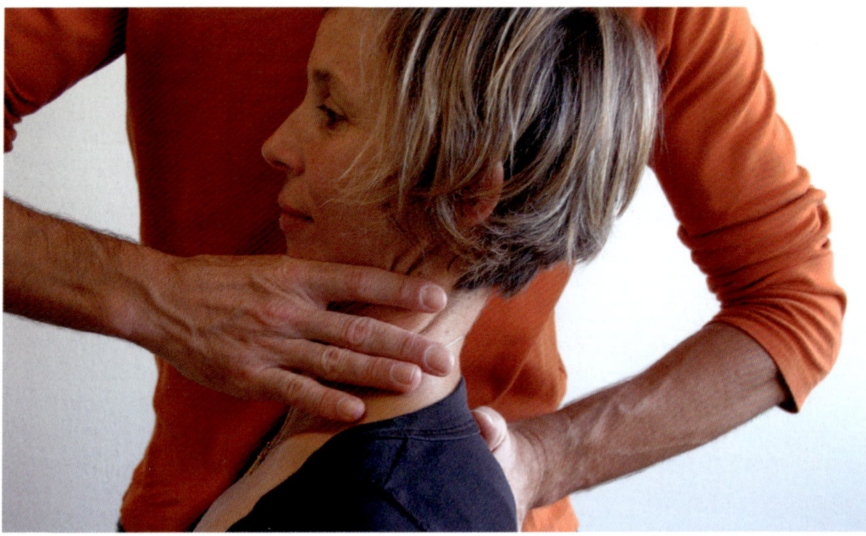

Die absolute Risikoreduktion kann Mobilisation und Manipulation vergleichen

3. d) Number needed to treat

Die Number needed to treat (NNT) beschreibt die Anzahl vermeidbarer Fälle. Anders ausgedrückt: die NNT beschreibt die Anzahl an Patienten die behandelt werden müssen, damit eine Person von der Therapie profitiert. Bei einer NNT von 100 müssen 99 Patienten behandelt werden damit einer profitiert. Die 99 Patienten jedoch profitieren nicht von der Therapie. Positiv ausgedrückt: jeder hundertste Fall wäre vermeidbar bei konsquenter Anwendung der neuen besseren Therapie.

Die NNT berechnet sich aus dem Kehrwert des ARR:

$$NNT = \frac{1}{ARR}$$

Bei einer NNT von 5 in der Gangrehabilitation nach Schlaganfall heißt das, dass jede fünfte Gehbehinderung vermeidbar wäre, wenn alle Patienten die entsprechende Rehabilitation erhalten würden. Negativ ausgedrückt: vier von fünf Gehbehinderungen sind selbst durch Gangrehabilitation nicht vermeidbar.

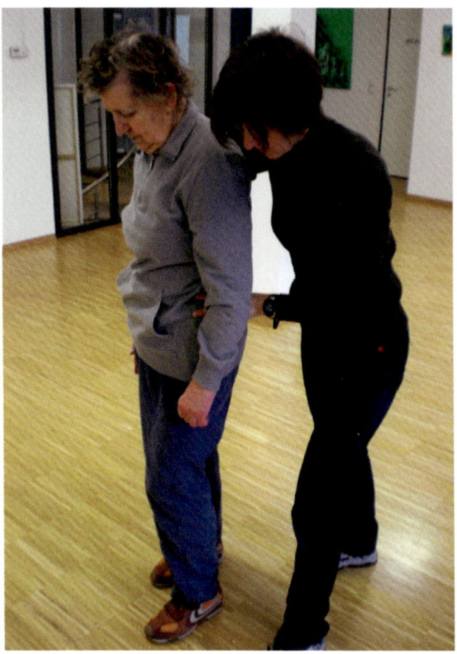

Patienten nach einem Schlaganfall können von Gangrehabilitation profitieren.

Lage- und Streuungsmaße

Ein Lagemaß ist etwas, das beispielsweise beschreibt, wie alt eine Gruppe von Personen im Mittel ist oder wie viele Kinder eine Familie im Durchschnitt hat.

1. Median

Der Median ist der mittlerste Wert.
Beispiel: Fünf Patienten haben eine eingeschränkte Beweglichkeit des Handgelenks. Diese Patienten erhalten als Therapie eine Handlagerungsschiene, die sie sechs Stunden lang tragen. Nach diesen sechs Stunden misst ein Untersucher bei den Patienten folgende Verbesserungen: 1°, 3°, 5°, 7° und 18°. Der Median der Verbesserung ist 5°. Wenn einzelne stark abweichende Werte – wie in unserem Beispiel die 18° – auftreten, spricht man von einem Ausreißer.

Bei Ausreißern sollte man besser den Median und nicht den Mittelwert → siehe S. 40 als Lagemaß anwenden. Zu allen Lagemaßen gehört ein Streumaß dazu. Ein Streumaß beschreibt, inwieweit die Ergebnisse einer Gruppe oder verschiedene Messungen um ein Lagemaß herum streuen. In den meisten Publikationen ist das zum Median dazu gehörige Streumaß der Interquartilsabstand (IQR). Das ist der Bereich der mittleren 50% der Werte.
→ siehe auch **Boxplot für Erklärung S. 42**

Die Schreibweise unseres Beispiels für eine Publikation wäre dann so:
Die Verbesserungen des eingeschränkten Bewegungsausmaßes bei fünf Patienten durch das sechsstündige Tragen von Handlagerungsschienen betrugen im Median 5° (IQR 3 - 7°).

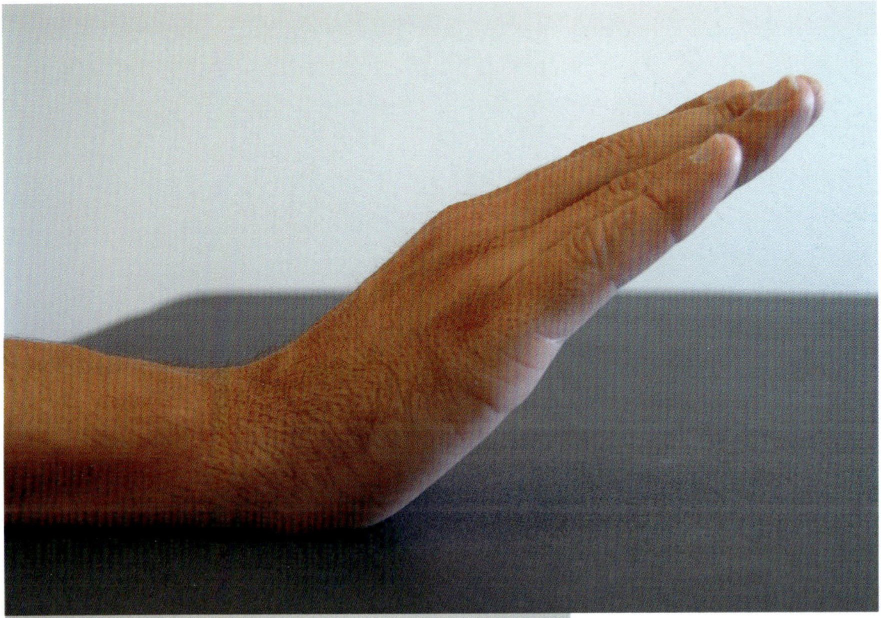

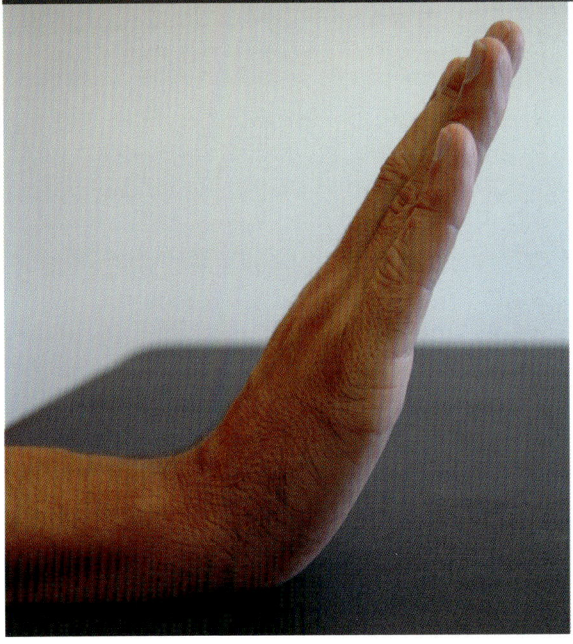

Um die durchschnittliche Verbesserung der Beweglichkeit innerhalb einer untersuchten Gruppe zu beschreiben, gibt es mehrere Möglichkeiten.

2. Arithmetischer Mittelwert

Der arithmetische Mittelwert gibt das durchschnittliche Ergebnis an. Bei unserem oben genannten Beispiel (1°, 3°, 5°, 7° bzw. 18°) ist der Mittelwert 6,8. Die Berechnung solcher Mittelwerte – auch Durchschnitte genannt – sind durchaus üblich. Oft wollen wir beispielsweise wissen, wie lange eine Erkrankung im Durchschnitt dauert. Auch zur Angabe des Mittelwertes gehört unbedingt ein Streumaß. Hierfür wird zumeist die Standardabweichung (SD) oder der Standardfehler (s.e. = standard error) verwendet. Beide Angaben zeigen, wie sehr die Messergebnisse verschieden sind – also streuen. → siehe auch **Boxplot S. 42**

Die Schreibweise unseres Beispiels in einer Publikation wäre dann so:
Die Verbesserungen des eingeschränkten Bewegungsausmaßes bei 5 Patienten durch das sechsstündige Tragen von Handlagerungsschienen betrugen im Mittel 6,8° (SD = 6,6).

3. Modalwert

Der Modalwert ist ein Häufigkeitsmaß. Er gibt den am häufigsten vorkommenden Wert an.
Beispiel: Wir betrachten die Verweildauer im Krankenhaus und wollen feststellen, was die am häufigsten vorkommende Genesungszeit in Tagen ist. Sechszehn Patienten genesen unterschiedlich lange. Am häufigsten ist der fünfte Entlassungstag. Der häufigste Entlassungstag ist der Modalwert. Häufigkeiten lassen sich sehr gut grafisch im Histogramm darstellen
→ siehe **Histogramm S. 43**

4. Spannweite (range)

Die Spannweite ist ein sehr einfaches und nützliches Streumaß. Sie gibt den Bereich der Werte an. Bei unserer Zahlenreihe von 1, 3, 5, 7 und 18 ist die Spannweite 1-18.
Beispiel: Patient 1 erreicht eine Verbesserung der Gelenkbeweglichkeit im Kniegelenk um 10°. Die Patienten 2, 3 und 4 erreichen 15° Verbesserung. Patient 5 erreicht 30° Verbesserung der Gelenkbeweglichkeit. Die Spannweite der Verbesserungen wird somit mit 10°- 30° angegeben.

5. Standardabweichung (s oder SD)

Die Standardabweichung ist – wie oben erwähnt – ein gebräuchliches Streumaß und wird häufig zusammen mit dem Mittelwert angegeben. Die SD gibt an, wie stark unterschiedlich die Messergebnisse sind. Die SD entspricht der Wurzel der **Varianz**.

Die Varianz (s^2) erhält man, wenn man die Abweichungen eines jeden Wertes vom Mittelwert errechnet, dann quadriert, summiert und diese Summe durch die Anzahl der Werte teilt.

Wie bereits angedeutet sollte in jeder Publikation zu einem Lagemaß ein Streumaß angegeben werden. Nur so kann man sich über die Werte ein Urteil erlauben. Die Standardabweichung ermöglicht im Weiteren auch Berechnungen zur Signifikanz, Fallzahlplanung und von Effektgrößen.

Die Schreibweise der SD anhand unseres Beispiels mit der eingeschränkten Handgelenksbeweglichkeit in einer Publikation wäre so:
Die Verbesserungen des eingeschränkten Bewegungsausmaßes bei fünf Patienten durch das sechsstündige Tragen von Handlagerungsschienen betrugen im Mittel 6,8° (SD = 6,6).

7. Konfidenzintervall

Konfidenzintervalle sind eine gewisse „Mischung aus Spannweite, Mittelwert und Streuung".
Studienergebnisse unterliegen immer einer so genannten statistischen Unsicherheit. Diese Ungenauigkeit von Studien ergibt sich daraus, dass Studien immer nur eine gewisse Auswahl an Patienten untersuchen. Die wichtigste Darstellung von Unsicherheiten in Publikationen zu Ergebnissen von Studien sind die Konfidenzintervalle - auch Vertrauensintervalle genannt.
Konfidenzintervalle beschreiben die Genauigkeit von Ergebnissen.
Konfidenzintervalle bestehen aus einer oberen und einer unteren Konfidenzgrenze. Meistens werden 95% Konfidenzintervalle angegeben. →

Beispiel: In einer Studie geht es um die Verbesserung der Gelenkbeweglichkeit. Die korrekte Schreibweise für eine Verbesserung der Gelenkbeweglichkeit von 8 Grad ist dann: 8° 95%KI (7...9).
Das bedeutet: in der Studie wurden im Mittel 8 Grad Verbesserung erreicht. Der „wahre Wert" – also wenn man alle Patienten des Planeten messen könnte – liegt mit 95%iger Wahrscheinlichkeit zwischen 7 und 9 Grad. Viele Zeitschriften fordern mittlerweile die Angabe von Konfidenzintervallen für die Publikation

8. Boxplot

Ein Boxplot ist eine der besten grafischen Darstellungen von Messergebnissen.
Beispiel: Die Schmerzreduktion von neun Patienten nach Behandlung auf der visuell Analogskala beträgt 1, 2, 2, 3 , 5, 7, 8, 8 und 10 mm.

Folgende Abbildung zeigt das dazugehörige Boxplot:

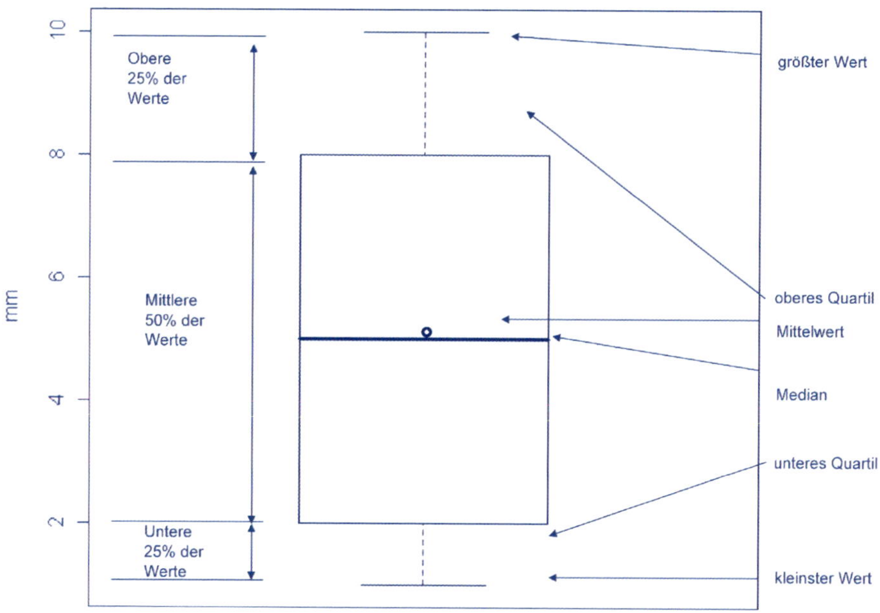

9. Histogramm

Ein Histogramm ist eine grafische Darstellung von Häufigkeiten.
Beispiel: Die Krankheitssymptome dauern bei vielen Patienten mit Behandlung unterschiedlich lang.

Folgende Abbildung zeigt ein Histogramm zur Krankheitssymptomdauer bei vergleichbaren Patienten. Wie im Histogramm zu sehen erholen sich die meisten Patienten nach fünf Tagen.

Histogramm für Dauer der Symptome in Tagen

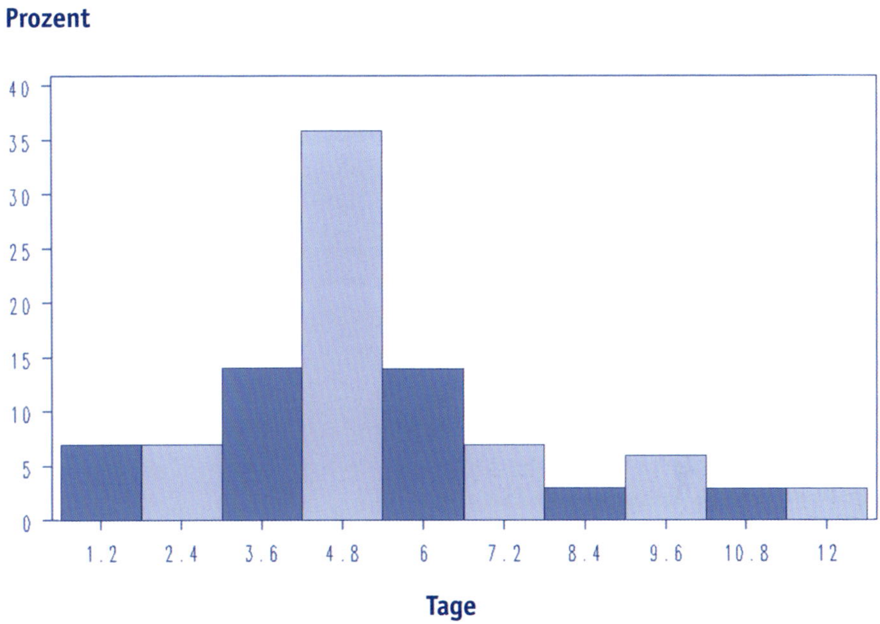

Hilfreiches

1. Fallzahlberechnung (Sample size calculation)

In der Planungsphase vor Beginn einer Studie sollte immer ein Statistiker oder Biometriker zu Rate gezogen werden.
Ein Grund dafür ist neben der methodischen Absicherung die Planung beziehungsweise Abschätzung der benötigten Fallzahl für die Studie. Fallzahlplanung und -berechnung sind vor Studienbeginn erforderlich, um nicht zu viele Patienten (unnötiges Risiko für die Patienten, Schutz vor Fehler 1. Art) oder zu wenig Patienten in die Studie einzuschließen (Patienten unnötig eingeschlossen, Schutz vor Fehler 2. Art).

Die für die Studie notwendige Fallzahl richtet sich individuell nach:

- dem Studientyp (siehe Studiendesign)
- dem klinisch bedeutsamen Effekt (siehe Effektgröße)
- der erwarteten Streuung der Ergebnisse (siehe Standardabweichung)
- nach dem Fehler 1. Art (oft mit alpha=0,05 definiert)
- nach dem Fehler 2. Art (oft mit beta=0,1 oder 0,2 definiert)

Es existieren hierzu zahlreiche Bücher und Computerprogramme.
Forscher sollten Fallzahlplanungen stets zusammen mit einem erfahrenen Biometriker / Statistiker vornehmen.

2. Hypothesen und Fehler

In der Wissenschaft werden zu Beginn einer Arbeit im einfachsten Fall zwei Hypothesen aufgestellt. Die Nullhypothese und die Alternativhypothese. Nehmen wir an, dass wir zwei Therapien hinsichtlich der Schmerzlinderung vergleichen wollen – die Schmerztherapie und die Bettruhe.

2. a) Nullhypothese (H0)

Die Nullhypothese (H0) wird nun wie folgt formuliert:
H0= es gibt keinen Unterschied in Bezug auf Schmerzlinderung zwischen der Schmerztherapie und der Bettruhe.

Die Nullhypothese muss also immer neutral formuliert werden – also so, dass kein Unterschied besteht. Mit den Studienergebnissen versuchen wir immer diese eingangs formulierte Nullhypothese zu widerlegen.
Die Nullhypothese kann nur mit statistischen Tests bei Nachweis statistischer Signifikanz – zum Beispiel im Ergebnis $p < 0{,}05$ – widerlegt werden.
→ siehe **Signifikanz S. 48**
Erst wenn wir die Nullhypothese widerlegen, nehmen wir die Alternativhypothese an.

2. b) Alternativhypothese (H1)

Die Alternativhypothese (H1) wird ebenfalls vor Studienbeginn gestellt und wird als das Gegenteil der Nullhypothese formuliert.

In unserem Beispiel wie folgt:
H1= es gibt einen Unterschied in Bezug auf Schmerzlinderung zwischen der Schmerztherapie und der Bettruhe. Mit Annahme der Alternativhypothese ist ein wissenschaftlicher Nachweis erbracht.

2. c) alpha Fehler

(Fehler 1. Art, falscher Alarm) und **beta Fehler**

Für unser Beispiel Schmerztherapie und Bettruhe gibt es vier Szenarien:

1. Schmerztherapie ist besser als Bettruhe und unsere Studienergebnisse zeigen das ($p < 0,05$).
2. Schmerztherapie ist nicht besser als Bettruhe und unsere Studienergebnisse zeigen das ($p > 0,05$).

In der Wissenschaft macht man aber auch manchmal „Fehler"...

3. Es gibt eine dritte Möglichkeit. Viele große Studien in den Jahren 2000 bis 2010 zeigten (fiktiv), dass Schmerztherapie nicht besser ist als Bettruhe. Unsere kleine optimistische Pilotstudie, gesponsert von der Pharmaindustrie Anfang der achtziger Jahre, zeigt das die Schmerztherapie signifikant besser ist als Bettruhe: $p < 0,05$. Wir haben ein signifikantes Ergebnis, sind damit aber auch fast die einzigen. Das nennt man **Fehler 1. Art.** Unsere Ergebnisse haben „falschen Alarm" und damit falsche Hoffnungen für die Schmerztherapie ausgelöst. Später zeigte sich durch viele multizentrische große Studien, dass Schmerztherapie nicht besser als Bettruhe ist. Gründe für einen **Fehler 1. Art** sind unter anderem: zu viele nicht geplante Zwischenauswertungen, zu viele Parameter, zu viele Patienten bei zu geringen Effekten, insgesamt also mangelhafte Fallzahlplanung.
→ siehe **Fallzahlberechnung S. 44**

Fehler 1. Art ist somit ein Überschätzen beziehungsweise Überinterpretieren der eigenen Studienergebnisse.

4. Es gibt noch eine vierte Möglichkeit. Unsere viel zu kleine Pilotstudie (zu klein, da kein Sponsor gefunden wurde) mit gerade 20 Patienten findet keinen signifikanten Unterschied zwischen Schmerztherapie und Bettruhe ($p > 0,05$). Unsere Ergebnisse haben keinen „Alarm" ausgelöst sondern geben uns falsche Sicherheit, da die Schmerztherapie ja eigentlich deutlich besser als Bettruhe ist - wie viele andere Studien mit großer Fallzahl in späteren Jahren zeigen. Das nennt man **Fehler 2. Art.** Gründe für diese Fehlerart sind vor allem zu wenig Patienten, ungeeignete oder unempfindliche Messinstrumente und ebenso mangelhafte Fallzahlplanung. → siehe **Fallzahlberechnung S. 44**

Fehler 2. Art ist somit ein Unterschätzen der eigenen Studienergebnisse.

3. Intention to treat Analyse (ITT)

Alle Patienten, welche anfangs in eine Studie aufgenommen (eingeschlossen) wurden, sollten auch ausgewertet werden. Außerdem sollten alle Patienten auch in der Gruppe ausgewertet werden, in die sie anfänglich zugeteilt wurden. Für eine randomisierte kontrollierte Studie gilt: ein Patient, der per Zufall in Gruppe A eingeteilt wurde, muss auch in Gruppe A ausgewertet werden. Gleiches gilt für Gruppe B und eventuelle weitere Gruppen. Wenn man diese beiden Punkte beachtet hat, ist alles korrekt abgelaufen. Man spricht von der so genannten Intention to treat Analyse (ITT). Diese Auswertung sollte immer bei RCTs erfolgen. So kann es ja durchaus sein, dass Patienten, die nicht mehr an der Studie teilnehmen wollen die Therapie nicht vertragen haben. Zum Beispiel brechen Patienten eine Interferon-Therapie bei Multipler Sklerose wegen Nebenwirkungen ab.

Manchmal nehmen Patienten nicht mehr an der Studie teil, oder wechseln gar aufgrund mangelnder Sorgfalt der Planer oder anderen Gründen von einer Behandlungsgruppe in die andere. Auch dann sollte immer die Intention to treat Analyse erfolgen.

Kein ITT liegt vor, wenn Autoren nur die Patienten auswerten, die bis zum Schluss mitgemacht haben oder nur die Patienten ohne Nebenwirkungen. Manche Autoren machen noch eine zweite Analyse. Eine so genannte **per protocol Analyse**. Sie werten dabei nur die Patienten aus, die sich an alle Therapien gehalten haben.

4. Signifikanz

oder was bedeutet ein p-Wert < 0,05?

Signifikant heißt bedeutsam. Wir unterscheiden zwei Arten von Signifikanz. Zum einen die **klinische Signifikanz**. Diese beschreibt die Bedeutsamkeit eines Ereignisses oder Befundes im Alltag für uns oder unsere Patienten.

Beispiel: Die klinisch bedeutsame Verbesserung der Gelenkbeweglichkeit. Geht es um die endgradige Streckung des Kniegelenks, können fünf Grad schon sehr bedeutsam sein. Möchte ein Patient mit einer momentanen Knieflexion von 80 Grad aber wieder Fahrradfahren, sind fünf Grad Verbesserung nicht bedeutsam.

Die klinische Signifikanz ist also individuell sehr unterschiedlich.

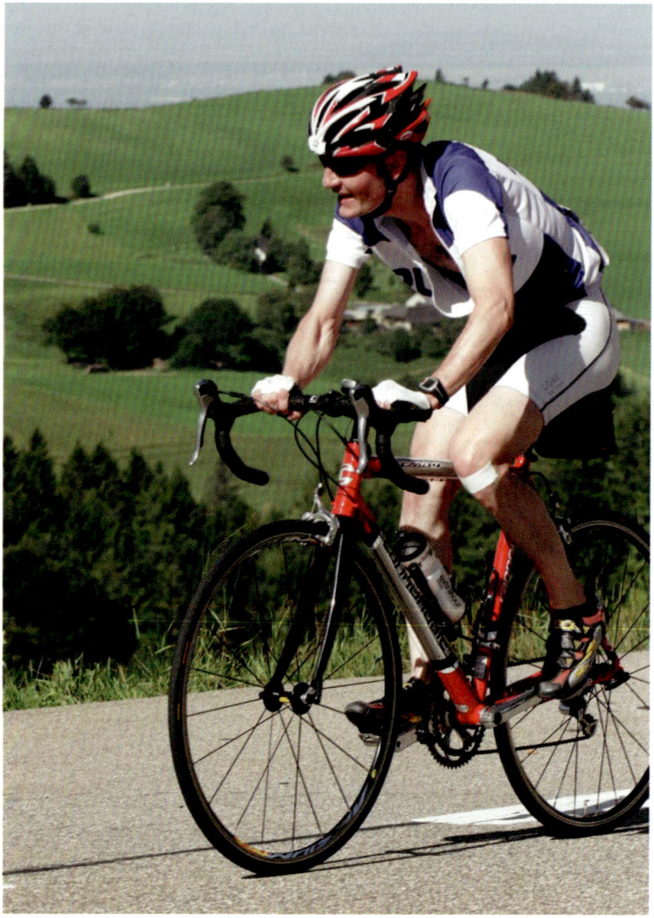

Um Radfahren zu können sind 110 Grad Knieflexion nötig

Dann gibt es noch die **statistische Signifikanz.** Das ist eine mathematische Berechnung der Bedeutsamkeit von Ergebnissen auf der Basis gewisser Annahmen und Festlegungen. Eine Festlegung ist zum Beispiel, dass alpha = 0,05 ist. Bitte fragen Sie nicht warum. Es gibt keinen nachvollziehbaren wissenschaftlichen Grund für diese Festlegung – so ähnlich wie bei mancher Steuer ☺.
Statistiker berechnen für Studienergebnisse mit Hilfe von statistischen Tests einen p-Wert. Ist dieser p-Wert kleiner als 0,05 (unser festgelegtes alpha), dann ist das Ergebnis statistisch signifikant. Ist der aus den Daten errechnete p-Wert gleich oder größer als 0,05 (wieder unser festgelegtes alpha) dann ist das Ergebnis statistisch nicht signifikant.

Was heißt das?

Ein signifikantes Studienergebnis bedeutet, dass das Ergebnis statistisch abgesichert ist und es sich mit hoher Wahrscheinlichkeit nicht um Zufall handelt. Alles auf der Basis, dass Zufall mit alpha = 0,05 festgelegt ist.
Ein statistisch signifikantes Ergebnis bedeutet aber nicht, dass das Ergebnis klinisch für den Therapeuten und / oder den Patienten bedeutsam ist. Das kann keine Statistik berechnen (siehe das oben angeführte Beispiel mit der Gelenksbeweglichkeit).

Ein statistisch nicht-signifikantes Ergebnis bedeutet nicht automatisch, dass die Therapie ineffektiv ist. Es konnte aufgrund der Daten und der Statistik nur eben nicht nachgewiesen werden.

→ siehe **Hypothesen / Nullhypothese S. 44**

5. Verblindung

Damit das Studienergebnis möglichst nicht verfälscht wird, hält man oftmals die Gruppenzuteilung geheim. Diese Geheimhaltung – die so genannte Verblindung – verhindert bewusste und unbewusste Beeinflussung.

Verblindet werden können:

Patienten
Die Patienten wissen nicht, ob sie Therapie A oder B erhalten. Dies geschieht häufig in Medikamentenstudien aber selten in Therapiestudien.
Untersucher
Die Untersucher wissen bei der Untersuchung bzw. dem Test nicht welcher Gruppe der Patient zugeteilt wurde (mittlerweile sehr häufig in Therapiestudien)
Auswerter
Die Auswerter wissen bei der Auswertung der Daten nicht, in welche Gruppe der Patient zugeteilt wurde. Dies geschieht mittlerweile auch in Therapiestudien.

6. Verborgene Zuordnung (concealed allocation)

Neben der zufälligen Einteilung der Probanden in randomisierte kontrollierte Studien ist die verborgene Zuordnung zu den Gruppen ebenfalls wichtig, um bewusste und unbewusste Verzerrungen der Studienergebnisse von Beginn an zu vermeiden.
Stellen Sie sich vor man hat für die Zufallseinteilung in Gruppe A und B einer Studie eine Liste mit Sequenz A-A-B-A-B-B-B-A-B-A per Zufallsgenerator erstellt.

Nun ist es wichtig, dass die Reihenfolge der Zuordnung zu A oder B für niemanden vorhersehbar ist. Praktisch macht man es in RCTs zum Beispiel so, dass die Liste nicht komplett einsehbar ist. Im allerschlimmsten Fall wird die Liste der Gruppenzuteilung - wer A beziehungsweise B in einer randomisierten Studie bekommt – auf dem Flur ausgehängt. Damit ist vorhersehbar wer als nächstes welche Therapie bekommt.

Autoren guter Studien stellen sicher, dass die Zuordnung zu den Gruppen verborgen ist (concealed allocation). Das macht man am besten indem man die Zuordnung zentral über eine unparteiische Person vornimmt NACHDEM die erste Untersuchung und das Einverständnis des Patienten zur Studie erfolgten. Diese Person öffnet einen Umschlag und der Patient wird daraufhin seiner Behandlungsgruppe zugeordnet.

Die Art und Weise der verborgenen Zuordnung zu den Gruppen sollte ebenso wie die Art der Zufallseinteilung in Publikationen genau und nachvollziehbar beschrieben sein.

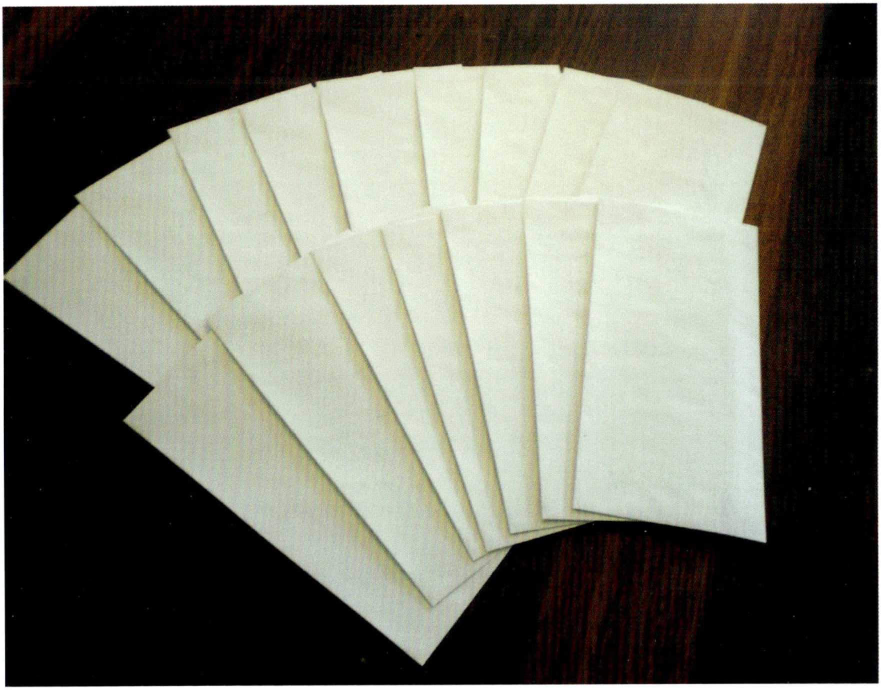

Eine verborgene Zuordnung kann mittels Briefumschlägen erfolgen

Literatur

Zitierte Studien

1. Amariglio, N., Hirshberg, A., Scheithauer, B., Cohen, Y., Loewenthal, R., Trakhtenbrot, L., Paz, N., Koren-Michowitz, M., Waldman, D., Leider-Trejo, L., Toren, A., Constantini, S., und Rechavi, G.: Donor-derived brain tumor following neural stem cell transplantation in an ataxia telangiectasia patient. PLoS Med. (2009) 6.; S. e1000029

2. Anonymous: Pneumocystis pneumonia--Los Angeles. MMWR Morb Mortal Wkly Rep (1981) 30; S. 250-2

3. Bonita, R., Solomon, N., und Broad, J. B.: Prevalence of stroke and stroke-related disability. Estimates from the Auckland stroke studies. In Stroke, vol. 28, 1997, S. 1898-902

4. Clini, E., Foglio, K., Bianchi, L., Porta, R., Vitacca, M., und Ambrosino, N.: In-hospital short-term training program for patients with chronic airway obstruction. Chest (2001) 120; S. 1500-5

5. Dennis, M., Sandercock, P., Reid, J., Graham, C., Murray, G., Venables, G., Rudd, A., und Bowler, G.: CLOTS Trials Collaboration: Effectiveness of thigh-length graduated compression stockings to reduce the risk of deep vein thrombosis after stroke (CLOTS trial 1): a multicentre, randomised controlled trial. Lancet (2009) 373; S. 1958-65

6. Gauderman J, Cozen W, Mack TM. Childhood sun exposure influences risk of multiple sclerosis in monozygotic twins Neurology, Jul 2007; 69: 381 - 388

7. Grimes, D. A., und Schulz, K. F.: Descriptive studies: what they can and cannot do. Lancet (2002) 359; S. 145-9

8. Grimes, D. A., und Schulz, K. F.: Cohort studies: marching towards outcomes. Lancet (2002b) 359; S. 341-5

9. Hagen, K., Hilde, G., Jamtvedt, G., und Winnem, M.: Bed rest for acute low-back pain and sciatica. Cochrane Database of Systematic Reviews (2004) S. CD001254

10. Herbert, R., Moseley, A., und Sherrington, C.: PEDro: a database of randomised controlled trials in physiotherapy. Health Inf Manag (1998) 28; S. 186-8

11. Huang WY, Winn DM, Brown LM, Gridley G, Bravo-Otero E, Diehl SR, Fraumeni JF Jr, Hayes RB. Alcohol concentration and risk of oral cancer in Puerto Rico. Am J Epidemiol. 2003 May 15;157(10):881-7

12. Kwakkel, G., Kollen, B. J., van der Grond, J., und Prevo, A. J.: Probability of regaining dexterity in the flaccid upper limb: impact of severity of paresis and time since onset in acute stroke. Stroke (2003) 34; S. 2181-6

13. Laslett, M., Aprill, C., McDonald, B., und Young, S.: Diagnosis of sacroiliac joint pain: Validity of individual provocation tests and composites of tests. Manual Therapy (2005) 10; S. 207-218

14. Maher, C. G., Sherrington, C., Herbert, R. D., Moseley, A. M., und Elkins, M.: Reliability of the PEDro scale for rating quality of randomized controlled trials. Phys Ther (2003) 83; S. 713-21

15. Mehrholz, J., Friis, R., Kugler, J., Twork, S., Storch, A., und Pohl, M.: Treadmill training for patients with Parkinson's disease. Cochrane Database of Systematic Reviews (2010) CD007830

16. Nieuwboer, A., Kwakkel, G., Rochester, L., Jones, D., van Wegen, E., Willems, A., Chavret, F., Hetherington, V., Baker, K., und Lim, I.: Cueing training in the home improves gait-related mobility in Parkinson's disease: the RESCUE trial. J Neurol Neurosurg Psychiatry (2007) 78; S. 134-40

17. Rothstein, J. M.: Case reports: still a priority. Phys Ther (2002) 82; S. 1062-3

18. Saner-Bissig J, et al.: McKenzie. Stuttgart: Thieme; 2007

19. Schulz, K. F., und Grimes, D. A.: Case-control studies: research in reverse. Lancet (2002) 359; S. 431-4

20. Shu XO, Zheng Y, Cai H, Gu K, Chen Z, Zheng W, Lu W. Soy Food Intake and Breast Cancer Survival JAMA (2009) 302 (22):2437-2443

Weiterführende Literatur

1. Fritz JM, Wainner RS. Examining diagnostic tests: an evidence-based perspective. Phys Ther 2001; 81: 1546-64

2. Grimes DA, Schulz KF. Bias and causal associations in observational research. Lancet 2002a; 359: 248-52

3. Grimes DA, Schulz KF. Uses and abuses of screening tests. Lancet 2002b; 359: 881-4

4. Grimes DA, Schulz KF. Refining clinical diagnosis with likelihood ratios. Lancet 2005; 365: 1500-5

5. Loong TW. Understanding sensitivity and specificity with the right side of the brain. BMJ 2003;327:716–9

6. Schulz KF, Grimes DA. Multiplicity in randomised trials I: endpoints and treatments. Lancet 2005a; 365: 1591-5

7. Schulz KF, Grimes DA. Multiplicity in randomised trials II: subgroup and interim analyses. Lancet 2005b; 365: 1657-61

Webadressen

Die website des McKenzie Instituts D | CH | A **www.mckenzie.de** bietet eine sehr umfangreiche Sammlung interessanter Links.

Alle relevanten Links zu dieser Broschüre sind dort gesondert aufgeführt.

Schlagwortverzeichnis

Mitglied werden im

McKenzie Institut
Deutschland | Schweiz | Österreich

Vorteile
Die Mitgliedschaft im McKenzie Institut Deutschland | Schweiz | Österreich bietet Ihnen die folgende Vorteile:
- Deutscher Newsletter, drei / Jahr
- International Journal of MDT, drei / Jahr
- Zugang zum Mitgliederbereich: Ihre Plattform mit allen wichtigen und den neuesten Informationen rund um McKenzie. Daneben finden Sie die McKenzie Bibliothek, aktuelle Abstracts monatlich zusammengefasst, zahlreiche Fallbeispiele, Zusammenfassungen, neue Forschungsergebnisse.
- Ermäßigung beim Symposium des McKenzie Institut D | CH | A, sowie beim Refresherkurs
- Kostenlose Inserate in der Rubrik Arbeitsmarkt
- Ermäßigungen bei den Patientenflyer

Beitrag
Der jährliche Mitgliedsbeitrag beträgt 50,– Euro

Mitglied werden
Füllen Sie einfach das Antragsformular auf der Rückseite aus und senden es an die unten stehende Adresse.

Starterpaket
Bei Eingang des unterschriebenen Antragsformulars erhalten Sie:
- Ihre Zugangsberechtigung zum Mitglieder-und Downloadbereich
- Mitgliedsausweis
- Flyer des McKenzie Institut D | CH | A, der die Mechanische Diagnose und Therapie nach dem McKenzie Konzept erläutert

Fragen und Unterstützung
Bei Fragen dürfen Sie sich gerne jederzeit bei mir telefonisch oder per E-Mail melden.

Christine Rotter | Bernbrunnerstr. 33 | 74831 Gundelsheim
Tel: 07136 - 969272 | E-Mail: mitglieder@mckenzie.de | www.mckenzie.de

Aufnahmeantrag

Privatanschrift

Titel / Vorname / Nachname

Straße / Nr.

PLZ / Ort

Geburtsdatum (TT/MM/JJJJ)

Telefon / Fax

E-mail

Praxisanschrift

Praxis

Straße / Nr.

PLZ / Ort

Telefon / Fax

Bitte senden Sie meine Post an die folgende Adresse:

☐ Privatanschrift ☐ Praxisanschrift

Erklärung

Hiermit erkläre ich, dass die Angaben in diesem Aufnahmeantrag der Wahrheit entsprechen, und beantrage die Mitgliedschaft beim McKenzie Institut D| CH |A e.V.

Ich bin damit einverstanden, dass meine Angaben in der Mitgliederdatenbank gespeichert werden. Die Daten werden nur für vereinsinterne Verwaltungsaufgaben benutzt.

Ort, Datum / Unterschrift des Antragstellers

Die Mitgliedschaft kann innerhalb 6 Wochen auf Jahresende gekündigt werden, die Kündigung muss schriftlich erfolgen, es erfolgt keine Beitragsrückerstattung für das laufende Jahr.

Einzugsermächtigung (nur innerhalb Deutschlands möglich)

Der Mitgliedsbeitrag ist zu Anfang des Kalenderjahres bzw. dem Beginn der Mitgliedschaft fällig.

Die Lastschriftermächtigung kann von Ihnen jederzeit widerrufen werden.

Ich ermächtige das McKenzie Institut D | CH | A, den Mitgliedsbeitrag von 50,– Euro bis auf Widerruf von meinem Konto abzubuchen.

Bank, Sparkasse oder Postbank

Konto-Nr.

Bankleitzahl

Kontoinhaber

Ort, Datum / Unterschrift des Antragstellers